AF501078

DE

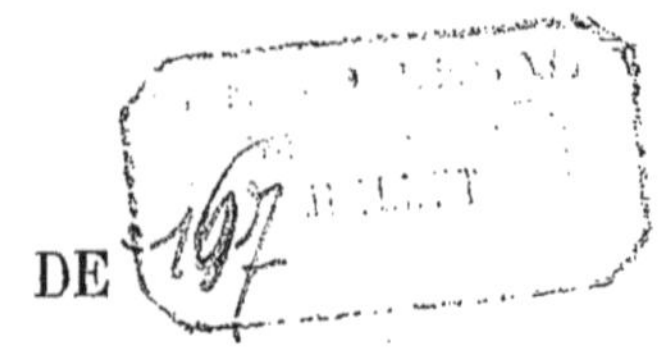

L'ŒDÈME

DANS

LE PURPURA

PAR

Maurice ADAM

DOCTEUR EN MÉDECINE DE LA FACULTÉ DE PARIS

PARIS

LIBRAIRIE PAUL VIGOT

10, rue Monsieur-le-Prince, 10

1892

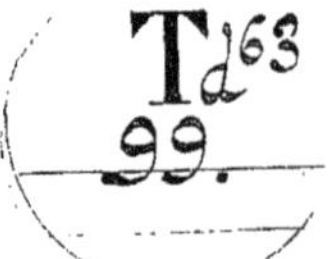

DE

L'ŒDÈME

DANS

LE PURPURA

PAR

Maurice ADAM

DOCTEUR EN MÉDECINE DE LA FACULTÉ DE PARIS

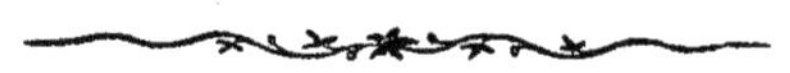

PARIS

LIBRAIRIE PAUL VIGOT

10, rue Monsieur-le-Prince, 10

1892

A LA MÉMOIRE DE MON FRÈRE GEORGES ADAM
ET DE MES GRANDS-PARENTS

A LA MEMOIRE DE MON GRAND-PÈRE CHARLES ADAM

Docteur en médecine

A MON PÈRE ÉMILE ADAM

Docteur en médecine

A MA MÈRE

A MES AMIS

A MON PRÉSIDENT DE THÈSE

MONSIEUR LE PROFESSEUR LABOULBÈNE

Membre de l'Académie de médecine
Médecin des hôpitaux
Officier de la Légion d'honneur

A MES MAITRES DANS LES HOPITAUX

DE

L'ŒDÈME DANS LE PURPURA

INTRODUCTION

Nous avons eu l'occasion de voir cette année presque en même temps dans le service de M. le Dr Sevestre, à l'hôpital Trousseau, deux cas de purpura à allures inusitées : l'un présenta à plusieurs reprises des œdèmes rosés, coïncidant avec des poussées purpuriques, chez l'autre l'apparition des taches ecchymotiques fut précédée de localisations œdémateuses multiples.

Lorsque, sur les conseils de M. le Dr Sevestre, nous avons fait des recherches sur ce point, nous avons remarqué que si cette question était étudiée incidemment çà et là dans des mémoires et des thèses, les livres classiques étaient presque muets à ce sujet. Alors l'idée nous vint de réunir les divers éléments de cette question et d'en faire le sujet de notre thèse inaugurale.

Avant d'aller plus loin, il importe de délimiter nettement ce que nous voulons décrire.

Souvent chez des purpuriques, ayant ou non des antécédents rhumatismaux, on voit des douleurs articulaires occuper les jointures des membres inférieurs, plus rarement supérieurs, et siéger de préférence au niveau des grandes articulations. En même temps que les arthralgies apparaît du gonflement intra ou péri-articulaire, principalement au niveau du cou de pied et du genou, qui remonte plus ou moins haut le long de la jambe, mais ne présente ni la mobilité ni les réactions des arthrites rhumatismales. C'est le purpura rhumatoïde dans lequel on a souvent englobé les œdèmes dont nous voulons parler.

Ces cas nous les éliminons, ainsi que ceux où l'on trouve dans les antécédents des malades une affection cardiaque, rénale, ou une cause de cachexie quelconque, car on pourrait nous objecter avec raison que dans le premier cas l'œdème est dû à une fluxion articulaire plus ou moins étendue, que dans le second cas œdème et purpura sont produits par la même action primitive.

Nous ne nous occuperons donc que de ces œdèmes blancs, plus rarement rosés, erratiques, précédant ou accompagnant l'éruption de purpura, siégeant sans règles fixes dans le tissu cellulaire sous-cutané, mais cependant avec certains points de prédilection, parfois simulant l'anasarque. Ces œdèmes actifs procèdent à la façon des congestions que l'on voit chez les arthritiques ; comme elles ils sont mobiles et fugaces, et peuvent se manifester par plusieurs poussées successives.

Qu'il nous soit permis, avant de commencer, de présenter à M. le professeur Laboulbène nos respectueux remerciements pour l'honneur qu'il nous a fait en acceptant la présidence de notre thèse.

HISTORIQUE. PATHOGÉNIE

L'historique de notre question sera court, peu d'auteurs s'étant occupés de ce sujet.

Depuis Werlhof (1) qui en 1735 sépara le *morbus maculosus hemorrhagicus* des autres affections pétéchiales, de la maladie pourprée des Français et du scorbut, jusqu'à Couty en 1876, on ne trouve que des observations relatant la coexistence de l'œdème et du purpura mais sans chercher à expliquer l'un par l'autre.

Willan (2) cite un cas où l'œdème s'est montré à plusieurs reprises, après une première atteinte de purpura.

Puis Cazalis (3), Cruveilhier (4), Barthez et Rilliet (5), Bucquoy (6), en rapportent des observations. Dans deux cas l'œdème s'est accompagné de rougeur vive des téguments et dans un il y a eu gangrène de la joue et du nez,

1. Werlhof. *Dissertatio medica et philologica de variolis et anthracibus*. Hannoveræ, 1735.

2. Willan. *Description aud treatment of cutaneous diseases*. London, 1790 à 1818, p. 457.

3. Cazalis. *Revue médicale*, 1831.

4. Cruveilhier. *Gazette des hôpitaux*, 1832.

5. Barthez et Rilliet. *Maladie des enfants*, t. II, p. 316.

6. Bucquoy. *Du purpura hémorrhagique idiopathique*. Th. 1855.

gangrène qui s'est terminée par élimination de l'eschare et cicatrisation.

A partir de ce moment on commence avec Ferrand dans sa thèse en 1862, C. Paul dans les *Archives générales de médecine*, 1864, à séparer le purpura rhumatoïde du grand complexus purpurique et l'on fait de l'œdème ainsi que des localisations articulaires une manifestation du rhumatisme.

Soyer (1) étudie l'œdème pourpré fébrile, montre ses analogies avec le purpura, mais en fait un chapitre à côté de la maladie de Werlhof.

Couty (2) à propos d'un cas survenu chez un enfant de troupe, fait du purpura une étude complète, où il signale nettement l'œdème comme un accident fréquent, et le premier l'attribue à une action nerveuse.

L'existence des accès de gastralgie, les vomissements, les coliques avec ou sans débâcles diarrhéïques, les poussées brusques d'œdème, tantôt vers un point, tantôt vers un autre, la symétrie fréquente de l'éruption présentent en effet la marche symptomatique irrégulière des affections nerveuses : apparition et disparition brusque, sans causes, sans intervalles fixes, à durée variable, n'apportant aucune modification de l'état général. D'autant plus que l'on rencontre des accidents semblables dans certaines affections médullaires, l'ataxie locomotrice par exemple.

Si l'on cherche à localiser la lésion nerveuse, on voit

1. Soyer. *De l'œdème pourpré febrila,* th. Paris, 1879.

2. Couty. *Gaz. Hebdomad. Méd. et chirurg.*, 1876.

que les malades ne présentent aucun symptôme caractéristique des affections encéphalo-médullaires, et de plus les accidents observés diffèrent par leur marche et leur siège des troubles analogues de ces affections systématisées, et l'auteur arrive à l'hypothèse d'une action sympathique. Pour lui tous les accidents du purpura sont dus à des troubles vaso-moteurs, par excitation du système sympathique.

Faisans (1) va plus loin ; il reprend toute l'argumentation de Couty, montre qu'il existe en même temps des altérations de la sensibilité, que les troubles sont analogues à ceux du tabès et dit en résumé : Si ces symptômes sont explicables par un trouble de l'innervation ganglionnaire, ils ne le sont guère moins par une lésion cérébro-spinale, les infiltrations cellulaires sont chose commune chez les malades atteints d'hémiplégie ou de paraplégie. Que le grand sympathique intervienne secondairement dans la production de ces accidents, la chose est possible et même probable, mais il n'en est pas moins vrai que la lésion primitive a son siège dans les centres et il n'est pas éloigné de croire que ce siège se trouve dans la partie postérieure de la moelle. Ainsi s'est trouvé créé le purpura myélopathique en raisonnant par analogie.

Mais cette localisation *sine materia*, sans qu'aucune autopsie n'ait pu faire saisir sur le fait cette lésion problématique, ne fait qu'éloigner le terme du problème sans le résoudre. Il n'en subsiste pas moins cette ques-

1. Faisans, thèse de Paris, 1882.

tion embarrassante : De quelle nature est cette lésion, quelle en est l'origine ?

En 1888, Martin de Gimard (1) adapte au purpura les idées nouvelles, microbiennes. Il semble au premier abord que ces idées vont mettre un peu de clarté dans la question. L'auteur ne voit dans le purpura hémorrhagique primitif que deux sortes de symptômes : l'un l'hémorrhagie, fondamental, qui sert d'union à tout ce groupe disparate, l'autre de nature inflammatoire dans lequel il range les œdèmes, les arthralgies, les éruptions autres que le purpura.

Ces deux phénomènes sont connexes, produits l'un et l'autre par le même agent, un microcoque isolé ou en chaînettes. Les accidents dits inflammatoires deviennent ainsi d'ordre infectieux et l'hémorrhagie se produirait, soit par arrêt et pullulation des microbes en un point du système capillaire ou par leur action sur la paroi vasculaire.

Cette théorie infectieuse peut être vraie dans certains cas où le purpura revêt une allure fébrile et peut être assez intense pour causer la mort, mais il nous semble bien difficile de l'admettre pour les deux malades soumis à notre observation. L'absence de fièvre, d'élévation de température au niveau des parties œdémateuses, de complications ordinaires aux maladies infectieuses, la mobilité et la fugacité des symptômes, ces phénomènes gastro-intestinaux, à moins qu'ils ne soient l'expression d'une

1. Martin de Gimard. Thèse Paris, 1888. *Du purpura infectieux primitif.*

éruption sur la muqueuse digestive, tout cela nous fait croire que c'est à une influence nerveuse que nous avons affaire dans ces cas.

Que le système nerveux intervienne, cela n'est pas douteux, toutes les raisons données plus haut pour établir l'origine nerveuse du purpura en font foi, mais il y a quelque chose qui domine son intervention, c'est l'arthritisme ou l'herpétisme de Lancereaux. Il nous semble certain avec Lancereaux (1), Mathieu (2), etc., que l'arthritisme est la cause générale qui domine toutes ces manifestations.

Par l'intermédiaire des vaso-moteurs, les nerfs règlent et modèrent la circulation dans les divers départements vasculaires, les capillaires n'échappent pas à cette influence; leur turgescence anormale dans des conditions imparfaites de résistance peut produire des extravasations sanguines et séreuses.

On connaît la susceptibilité toute particulière des vasomoteurs chez les arthritiques, combien ils sont sujets aux poussées de congestion, d'où le nom de diathèse congestive.

Que cette poussée se fasse vers la peau et l'on aura le purpura avec ses autres manifestations, d'autant plus que parfois on peut voir des suffusions séreuses sous-cutanées sans aucun autre phénomène, sans albumine, ni altération quelconque de la santé, et les arthritiques à peau

1. Lancereraux. *Anatomie pathologique*, t. I.

2. Mathieu. Thèse Paris, 1883. *Archives générales de médecine*, 1885.

blanche et fine ont facilement de ces accidents qui ont servi à classer toute une série d'affections cutanées.

Davaine (1) a décrit des phénomènes absolument analogues, chez des individus qu'il qualifie de rhumatisants, mais sans purpura. Il voit dans la plupart de ces manifestations un trouble vaso-moteur, une violente hyperhémie d'origine nerveuse, qui peut suivant son intensité et sa durée produire de simples phénomènes congestifs ou des exsudations séreuses ou même de véritables inflammations. Voici ses conclusions : cet œdème rhumatismal essentiel peut revêtir trois formes : Infiltration séreuse du tissu cellulaire ou œdème aigu, non douloureux, sans réaction locale ; hydrophlegmasie du tissu cellulaire ou œdème dur, douloureux, à la pression ; phlegmasie du tissu cellulaire, accompagnée de rougeur plus ou moins intense des téguments, présentant tous les caractères du phlegmon à sa première période, et se terminant constamment par résolution. C'est le pseudophlegmon des arthritiques.

Nous pensons que dans ce dernier cas l'auteur va trop loin et qu'il ne s'agit pas véritablement de plegmasie de la peau, l'œdème n'en présente que les caractères de coloration et ce n'est pas assez.

SYMPTOMES

Rien le plus souvent ne fait prévoir l'apparition de l'œdème et du purpura. Ils ne sont l'apanage ni d'un âge

1. Davaine. Thèse Paris, 1879. *De l'œdème rhumatismal.*

ni d'un sexe ; à toute époque de la vie, on peut en être atteint, mais les enfants en raison de la prédominance de cette maladie à leur âge y sont particulièrement exposés.

C'est chez les jeunes gens à peau fine et délicate, dit Duplaix (1), et qui présentent tous les attributs de l'arthritisme que se font ces éruptions érythémateuses et purpuriques, isolément ou en même temps ; ce sont aussi ces mêmes malades qui présentent à l'observation souvent des manifestations articulaires, parfois des poussées œdémateuses.

Au milieu de la santé la plus parfaite, quelquefois précédée de douleurs vagues arthralgïques et auxquelles le petit malade qui les a déjà eues ne fait nulle attention, apparaît subitement l'affection. Le début est souvent rapporté à une cause banale, chute, émotion morale vive, refroidissement, qui à la rigueur chez des gens excitables peut mettre en jeu le système nerveux.

Parfois l'attaque est en quelque sorte précédée d'une période prodromique, avec malaise général, perte de l'appetit, troubles digestifs.

Puis un matin, le malade s'aperçoit que ses jambes ne peuvent le porter ; ainsi il ne peut plus se lever à cause de la raideur de ses jambes ou bien de la douleur.

Dans certains cas les accidents se produisent insidieusement, et ce n'est qu'en examinant le malade ou bien parce qu'ils augmentent d'intensité qu'on reconnaît l'œdème et le purpura.

1. Duplaix. *Gaz. hôpitaux*, 1889, p. 1303.

Ces œdèmes, s'ils se montrent en dehors du purpura et apparaissent ainsi sans raison appréciable, peuvent effrayer la famille et le médecin qui ne sait à quoi s'en tenir, jusqu'à ce que l'apparition du purpura vienne éclairer la situation.

Quelquefois œdème et purpura sont contemporains. Plus rarement c'est pendant la maladie confirmée qu'apparaissent les œdèmes.

Tantôt ils sont blancs, durs, douloureux comme dans la phlegmatia alba dolens, tantôt rosés et prennent alors l'aspect du pseudo-phlegmon, d'où la division en deux variétés cliniques.

I. — *Œdème blanc.* — Ces œdèmes ont une physionomie particulière. A l'inverse des œdèmes ordinaires qui ont tendance à la chronicité, qui s'installent peu à peu et durent des semaines, tant que persiste la cause, ceux-ci ont une invasion et une disparition rapides, sinon brusques. On sent qu'ils sont subordonnés à un processus actif et passager. Ils durent quelques heures, une journée, deux jours, puis l'éruption de purpura faite, ils disparaissent pour se porter ailleurs ou définitivement. Ils précèdent par poussées successives comme l'éruption qu'ils annoncent, quelquefois tout est terminé après une seule atteinte.

Tout le tégument externe peut être envahi, ce qui donne l'aspect général de l'anasarque. Le plus souvent il y a des localisations bien nettes, leur siège de prédilection est à la face, paupières et joues, dans les organes génitaux externes, aux extrémités des membres, enfin nous ne savons pourquoi à la région pectorale.

Cet œdème, avons-nous dit, a des caractères spéciaux. Il est prononcé, apparent à la vue aussi bien qu'au toucher, la peau est blanche ; elle peut être dure, tendue, lisse et luisante, si l'infiltration est considérable. Les tissus, disent Barthez et Rilliet, ont la consistance de la graisse, et c'est à tel point que parfois ils ne gardent par l'empreinte du doigt. Cependant le plus souvent une pression même modérée du doigt y laisse sa marque, qui persiste un certain temps.

Cette pression peut être indolente et le malade n'en éprouve aucune gêne. Dans la plupart des cas elle est douloureuse, et pour peu qu'elle soit soutenue, arrache des cris au malade. C'est là un caractère qui manque rarement et qui est l'indice d'un processus actif localisé à cet endroit.

En même temps que la douleur provoquée, on observe une sensation de pesanteur, de lourdeur, de picotements à tel point que le malade ne peut se lever si ce sont les extrémités inférieures qui sont prises, ou ne se servir que maladroitement de ses mains. Dans un de nos cas, l'enfant qui venait de se lever pour descendre dans la cour, fut vite obligé par la fatigue et la tension des membres inférieurs de se coucher, et on s'aperçut alors que ses jambes étaient gonflées presque jusqu'aux genoux et qu'une nouvelle poussée de purpura presque confluente venait de s'y montrer.

Une fois l'œdème constitué, et dans certains cas peut-être en même temps, car on n'a aucun renseignement sur l'ordre chronologique des accidents, on voit apparaître sur ces plaques des points de purpura de grandeur variable, depuis de simples points jusqu'à de grandes ecchymoses, quelquefois ces taches considérables peuvent se décomposer par un examen plus attentif et se résoudre en petites taches qui se touchent par leurs bords.

La sérosité de l'œdème se résorbe peu à peu, ne laissant qu'un noyau d'induration dans la profondeur qui disparaît plus lentement et la tache purpurique reste seule qui va subir ses diverses dégradations avant que la peau ne revienne à son état normal, pouvant faire croire à un œil non prévenu, que tout cela est dû à un traumatisme (1), comme dans un cas relaté par Martin de Gimard où l'intervention du commissaire de police ne fut arrêtée que par un examen minutieux du cadavre et par l'autopsie.

Puis tout s'arrête là et le malade entre définitivement en convalescence, ou bien au contraire, au moment où on le croyait guéri, qu'il commençait déjà à se lever, comme chez les malades dont nous rapportons l'histoire, une nouvelle poussée survient qui remet tout en question, occupant les mêmes endroits ou se localisant ailleurs et la même série de phénomènes recommence, mais il est rare que la maladie dépasse deux ou trois poussées successives ; à la fin, de nouvelles atteintes de purpura peuvent se montrer, mais sans œdèmes.

L'œdème qui récidive, ainsi que le purpura, a une grande tendance à se localiser aux membres inférieurs, sans que l'on puisse incriminer la fatigue ou l'expliquer par la stase, car parfois ce n'est qu'après

1. Martin de Gimard.

quelques minutes de station verticale qu'ils apparaissent.

II. — Ailleurs l'œdème ne reste pas blanc, il prend une coloration rosée, d'où le nom d'œdème pourpré. Il est encore dur, douloureux, donnant au doigt la sensation d'empâtement. Il présente en outre les attributs très atténués de l'inflammation. « C'est plutôt de l'hydrophlegmasie que de l'œdème proprement dit. » Soyer.

Sa manière d'être, rougeur, dureté, tension douloureuse des tissus, le rapproche bien des processus suppuratifs ; d'autant plus qu'elle s'accompagne parfois de fièvre et de symptômes gastro-intestinaux, et que s'il siège à la face, les yeux peuvent être rouges et larmoyants, et qu'au bras le membre paraît doublé de volume comme s'il était infiltré de pus.

Il n'y a pas de fluctuation, mais l'empâtement, l'œdème de la peau peuvent faire croire à une suppuration profonde qui n'existe pas. Ces cas rentrent dans ce que l'on a décrit sous le nom de pseudo-phlegmon des arthritiques.

Puis vingt-quatre heures après l'apparition des premiers symptômes et en particulier de l'œdème on commence à voir survenir des taches de purpura, signe révélateur. Quelquefois c'est au moment d'une nouvelle poussée de purpura, pendant la maladie confirmée, qu'il se montre et l'extravasation sanguine concomitante est la seule chose qui les différencie de ces pseudo-phlegmons.

Il est un point sur lequel nous voulons insister et qui a jusqu'à présent peu attiré l'attention des pathologistes. Parfois de ces plaques œdémateuses et rouges partent des

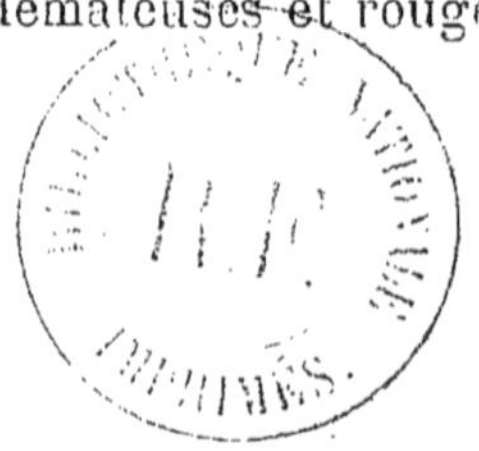

traînées de lymphangite qui remontent plus ou moins haut le long du membre. Au-dessus de la tache, on voit des cordons rougeâtres, à direction sinueuse, à contours peu nets, qui se confondent insensiblement avec les tissus voisins et disparaissent peu à peu. Ils sont plus appréciables à la vue qu'au toucher, et ne donnent pas la sensation de cordon, comme dans certains cas. La pression les fait disparaître.

Les ganglions, tributaires de ces lymphatiques, sont légèrement gonflés, et peut-être un peu douloureux, en comparaison des ganglions similaires et de ceux des autres régions.

Comment disparaît cet œdéme rouge? On ne peut dire que c'est une plaque ecchymosée, car la coloration s'efface peu à peu et redevient blanche sans qu'elle prenne ces teintes successives qu'ont toujours les extravasations sanguines avant de disparaître.

Mais il reste à ce niveau un certain empâtement profond, qui persiste plus ou moins longtemps, parfois une induration siégeant dans le tissu cellulaire sous-cutané, car on peut faire glisser la peau sur elle sans qu'elle se déplace.

Puis on observe la même série de phénomènes que dans l'œdème blanc, ou bien la guérison se montre après la première atteinte ou bien la maladie peut subir plusieurs poussées successives. Il vient un moment où les rémissions sont de plus longue durée, et la maladie s'éteint peu à peu.

Enfin dans quelques cas, heureusement fort rares, on voit la plaque œdématiée pâlir par places, prendre une teinte livide et peu à peu se mortifier. Cette gangrène est plus ou moins considérable et profonde, elle peut gagner dans la profondeur et atteindre les muscles. Il se fait tout autour de l'eschare un sillon d'élimination, et si le malade ne succombe à la violence de l'infection il faut un temps très long pour que les tissus sphacélés se cicatrisent et encore est-ce au prix de déformation par brides fibreuses cicatricielles.

Il semble que dans ces cas l'œdème épanché dans le tissu cellulaire comprime les vaisseaux nourriciers ou empêche la nutrition. Nous ne croyons pas avoir à faire intervenir un agent septique introduit dans la circulation, car on ne s'expliquerait guère dans ce cas une gangrène limitée à un point de l'économie.

Quelle est la nature de ces œdèmes rosés? Il n'y a que deux hypothèses à faire dans ce cas, ou bien la dilatation considérable de tous les capillaires d'un territoire vasculaire avec transsudation séreuse où la coloration serait due à la stase sanguine, ou bien l'issue d'un grand nombre de globules rouges qui viendraient colorer la sérosité transsudée et, dans ce cas ce serait une véritable ecchymose dans un tissu œdématié.

Cette seconde hypothèse nous paraît peu vraisemblable, car nous avons dit plus haut que la rougeur disparaissait sans passer par les dégradations successives des ecchymoses. Toutes les fois que les globules rouges sortent des vaisseaux ils subissent une série de transformations que nous n'avons pas à décrire et ce n'est que le résultat de leurs transformations, leurs débris en quelque sorte, qui rentre peu à peu dans la circulation, à moins que dans ce cas particulier ils ne passent d'emblée dans les lymphatiques et ne donnent cette apparence de lymphangite dont nous avons parlé.

Il est plus probable qu'il s'agit là d'un état sub-inflammatoire qui agirait sur les capillaires et les lymphatiques.

En même temps que ces phénomènes du côté de la peau, on observe parfois, alternant avec les poussées œdémateuses, rhumatoïdes ou purpuriques, des vomissements bilieux, des douleurs épigastriques ou le long du gros intestin, de la diarrhée. Ces crises qui ont la plus grande ressemblance avec celles des tabétiques, ont été indiquées par Hénoch, mieux décrites par Couty qui a bien indiqué leur véritable nature et spécialement indiquées par Faisans qui en a fait l'objet principal de son étude sur le purpura.

Quelquefois on a trouvé associées des altérations de la sensibilité, troubles sur lesquels Rendu a particulièrement insisté. Peut-être sont-ils dus au même processus qui a présidé à l'œdème et au purpura, ou bien plutôt à des compressions nerveuses par le liquide extravasé.

Il est rare que l'évolution de ces phénomènes se fasse sans que la santé générale ne soit altérée. En dehors d'un état fébrile peu accusé, à moins que l'on ne soit en face de ces purpuras d'apparence infectieuse où la fièvre domine la situation, il y a presque toujours des symptômes d'embarras gastrique, l'appétit est presque nul, la langue sale, de la constipation, symptômes qui n'ont rien de commun avec ceux décrits plus haut.

Mais il est surtout un point sur lequel nous devons

insister, c'est que les malades ne présentent à aucun moment ou seulement à une période avancée de l'affection, de l'albumine, et ce fait est capital, car on pourrait croire que ces œdèmes erratiques, semblables à ceux des néphrites aiguës, sont dus à une affection rénale.

Presque toujours les malades guérissent ; le pronostic est subordonné à celui du purpura. Il n'y a guère que dans un cas où l'œdème soit de quelque importance : s'il s'accompagne de gangrène. On comprendra facilement alors que tout dépend de cette gangrène et que, même si la guérison survient, ce sera parfois au prix de cicatrices. La mort peut arriver par infection ou par suppuration prolongée.

VALEUR SÉMÉIOLOGIQUE ET DIAGNOSTIC

Quand chez un individu jusque-là bien portant, on voit survenir ces œdèmes que rien n'annonce, ni précède, ou bien quand les symptômes prémonitoires passent inaperçus, l'apparition de ces œdèmes, leur rapidité, les douleurs qui les accompagnent, peuvent dérouter le médecin et faire craindre quelque chose de plus grave. On croit à un accident aigu dans le cours d'une affection cardiaque ou rénale, on cherche s'il ne s'agit pas d'une affection hydropique chronique l'on ne trouve rien et l'indécision où l'on est alors devient encore plus embarrassante.

Si l'on n'observe pas attentivement le malade et qu'on ne prenne garde à quelques taches de purpura, rares parfois, qui n'accompagnent pas toujours les localisations œdémateuses, mais siègent dans tous les cas, au moins aux membres inférieurs, on arrivera à méconnaître l'affection.

Il suffit d'être prévenu pour éviter cette faute. Parfois dans ces cas, si le purpura manque ou tarde à se montrer, la pression des téguments peut, chez des individus à tendance purpurique, déterminer des ecchymoses au point pressé. Nous avons essayé, Martin de Gimard (1) aussi, mais sans aucun résultat, de reproduire ce phénomène qui servit à Mollière (2) pour établir le diagnostic de purpura infectieux et qui put renouveler cette expérience plusieurs fois avec succès dans le cours de la maladie ; une légère chiquenaude, un simple trait tracé sur le bras suffisent dans ces cas.

Il s'agit donc d'être en garde, surtout quand on a affaire à des enfants forts et vigoureux, chez qui cet état n'est qu'un accident passager et qui doit disparaître facilement.

Nous avons dit qu'il survenait surtout chez des arthritiques, il faut alors rechercher dans les antécédents des malades, surtout dans ceux de la famille; cette investigation seule peut déjà mettre sur la voie du diagnostic.

Il est important de faire ce diagnostic étiologique car on peut rencontrer de ces œdèmes, accompagnés de purpura, dans des conditions tout autres. Ce n'est plus alors ce purpura actif, sthénique comme on disait, constituant à lui seul toute la maladie, mais le purpura cachectique,

1. Martin de Girard, *loc. cit.*, p. 17.

2. Mollière. *Annales de dermatologie*, 1887.

consécutif à des débilitations profondes de l'économie, indices d'un état grave et que la mort en peut être la terminaison.

Il nous suffira de dire dans quelles conditions on les rencontre pour éviter toute erreur.

Toutes les maladies chroniques à la période terminale, la tuberculose, les suppurations prolongées avec dégénérescences amyloïdes, les néoplasmes de quelque nature qu'ils soient, la leucocythémie, l'infection paludéenne chronique, l'anémie pernicieuse, etc., rentrent dans cette catégorie.

Dans la convalescence des maladies graves, comme la fièvre typhoïde, ou encore pendant l'évolution d'une chlorose intense, on peut observer la coïncidence du purpura et de l'œdème.

Il est un diagnostic qui peut être difficile, celui du purpura et du scorbut avec lequel pendant longtemps on l'a confondu. On constate en effet de nombreuses ressemblances entre les deux affections, dans les formes atténuées on peut s'y tromper, mais elles se différencient par un état souvent plus grave et les lésions des gencives dans le scorbut.

De plus, les notions étiologiques sont très importantes.

Le purpura survient le plus souvent sans cause appréciable, tandis que le scorbut, qui revêt des allures épidémiques, se voit dans les grandes agglomérations d'individus, quand ils sont soumis à une mauvaise hygiène, surtout à la privation d'aliments frais.

Dans le scorbut en dehors des ecchymoses sous-cutanées, il y a des infiltrations sanguines profondément situées et de consistance dure, qui n'existent pas dans le purpura.

Il importe dans certains cas de ne pas confondre les œdèmes rouges, sur lesquels nous avons insisté et qui ressemblent tant à l'œdème bleu hystérique et au pseudophlegmon des arthritiques, avec les suppurations véritables et surtout de ne pas leur appliquer le traitement qui convient à celles-ci.

Quant au traitement, nous n'en parlerons pas. C'est le purpura lui-même qu'il faut traiter et s'adresser à la cause même de ces accidents, l'arthritisme.

Les œdèmes disparaissent d'eux-mêmes par le repos.

CONCLUSIONS

1° Le purpura s'accompagne quelquefois de poussées assez mal connues d'œdème.

2° Cet œdème est mobile, fugace, erratique et multiple. Il précède ou accompagne l'éruption de purpura.

3° Il est blanc, dur, douloureux ou indolent, semblable à l'œdème des brightiques, ou bien rosé, semblable au pseudo-phlegmon des arthritiques, quelquefois avec traînées de lymphangite.

4° Il siège le plus souvent au front, aux paupières, aux membres, à la région pectorale, aux organes génitaux, mais pas toujours au même endroit que le purpura.

5° Il disparaît vite, et se termine le plus souvent par

résolution, quelquefois par gangrène, c'est sa terminaison la plus grave qui peut amener la mort, ou produire des cicatrices vicieuses.

6° On n'observe jamais d'albuminurie dans ces cas, l'œdème ne s'explique pas par dyscrasie sanguine, cachexie, maladie cardiaque ou rénale.

7° C'est un œdème essentiel comme le purpura, explicable par des altérations nerveuses, et recevant la même interprétation pathogénique que le purpura myélopathique.

8e Il semble qu'il faille chercher sa raison d'être plus haut, dans l'arthritisme, qui produit des œdèmes semblables, dits rhumatismaux, mais sans purpura.

9° L'œdème peut faire prévoir une atteinte ultérieure de purpura.

10° On ne le confondra pas avec tous les œdèmes cachectiques qui peuvent s'accompagner eux aussi de purpura. Dans un cas c'est le purpura passif, dans l'autre c'est le purpura actif.

11° Le traitement est nul, ces œdèmes disparaissent d'eux-mêmes avec la plus grande facilité.

OBSERVATIONS

Observation I (personnelle).

Purpura. Crises gastro-intestinales. Œdème rouge. Guérison.

Canel Auguste, âgé de 13 ans, entre le 26 février 1892 dans le service de M. le Dr Sevestre à l'hôpital Trousseau.

Pas d'antécédents personnels ni héréditaires.

Au commencement de l'année, il est tombé du deuxième étage dans la cour et c'est à cela que sa famille attribue la cause de la maladie.

A partir de cette époque, il se plaint de douleurs dans la région de l'estomac et de troubles digestifs, qui légers d'abord augmentent peu à peu.

Dans les premiers jours de février apparaissent des taches rosées sur les membres supérieurs et inférieurs et en même temps une intolérance presque absolue de l'estomac, il vomit continuellement et ne peut même pas supporter le lait. Trois fois on a constaté du sang dans les matières vomies, mais en petite quantité.

Traitement. — Perchlorure de fer à l'intérieur.

Après quelques jours, ces taches disparaissent, mais pour faire place à une nouvelle poussée; les troubles gastro-intestinaux suivent la même marche décroissante et disparaissent à leur tour.

Un jour, il eut au niveau du genou droit, une tache ecchymotique saillante, douloureuse, large comme la main, analogue, dit-il, à celle que nous avons observée plus tard, et sur l'évolution de laquelle il ne peut donner aucun autre renseignement.

A son entrée à l'hôpital, il conserve toute l'apparence de la santé, il n'est ni abattu, ni déprimé.

Il présente des taches de purpura sur les membres supérieurs et inférieurs, sur les fesses et dans le dos ; ces taches qui ne disparaissent pas par la pression présentent des dimensions qui varient depuis une lentille jusqu'à un simple point.

Il n'y a pas de taches sur les muqueuses.

Il n'a ni douleurs, ni gonflement au niveau des articulations.

Il se plaint de douleurs vives au niveau de l'estomac, bien localisées et augmentées par la pression et les mouvements. Vomissements continuels ; selles régulières.

Il n'y a pas de fièvre ; le malade dort bien la nuit. Pas d'albumine ni de sucre dans les urines qui sont de quantité normale.

Rien d'anormal à l'auscultation du cœur ni du poumon.

Traitement. — Perchlorure de fer. Glace à l'intérieur et sur l'estomac. Régime lacté.

Cet état persiste pendant deux ou trois jours où les taches vont en s'affaiblissant et pâlissent.

Le 3 mars. — Survient une nouvelle poussée de purpura. En même temps apparaît une rougeur diffuse, ecchymotique, sur le dos de la main gauche, rougeur qui ne s'efface pas par la pression. Pas de fièvre.

Le 4 mars. — La région ecchymosée est œdémateuse, les saillies et dépressions du dos de la main ont disparu, la peau est uniformément rouge, lisse, elle est empâtée, mais le doigt n'y laisse pas son empreinte elle est douloureuse à la pression. Cette rougeur empiète sur l'avant-bras. Au toucher on constate peut-être une légère élévation de température.

Le 5 mars. - Même état, mais de la plaque œdémateuse partent quelques traînées rougeâtres qui remontent le long de l'avant-bras jusqu'au coude, ne s'effaçant qu'incomplètement à la pression et semblant être de la lymphangite, mais on ne trouve pas le ganglion épitrochléen tuméfié, ni ganglions de l'aisselle sensiblement augmentés de volume, ni douloureux.

Le malade n'a toujours pas de fièvre, ni accélération du pouls. Il continue à souffrir de l'estomac, mais ne vomit plus que de temps à autre, surtout après avoir pris quelque chose.

Le 6 mars. — Même état. On lui donne la portion de Rivière.

Le 8 mars. — La tuméfaction de la main n'a pas diminué et reste la même. Les taches de purpura s'effacent peu à peu.

Les douleurs et les vomissements qui avaient diminué persistent encore. On remplace la potion de Rivière par la cocaïne.

Le 10 mars. — Le purpura a disparu, la rougeur de la main s'est dissipée, mais la pression reste douloureuse, et dans la profondeur on sent encore un certain empâtement au niveau du squelette sur lequel roule la peau et qui semble faire partie intégrante du squelette.

Depuis qu'il prend de la cocaïne, son état gastrique s'améliore, mais sans que la douleur à la pression disparaisse. Il ne vomit plus, supporte facilement le lait et le lendemain on commence à l'alimenter.

Le 16 mars. — Nouvelle poussée de purpura, siégeant aux membres inférieurs seulement. Cette poussée semble due à ce que le malade s'était levé quelques heures la veille.

Le 17 mars. — Les douleurs de l'estomac reparaissent, mais sans vomissements. Diarrhée : quatre ou cinq selles par jour, sanglantes, le sang n'est pas noir et semble de date récente ; pas d'hémorrhoïdes.

Traitement. — Sulfate de quinine. Lait, salicylate de bismuth.

Le 18 mars. — Même état, diarrhée sanglante continue.

Le 19 mars. — Les selles sont moins nombreuses, une seule contient du sang.

Le 19 mars. — Les taches de purpura sont devenues jaunâtres, il n'y a plus ni douleurs au niveau de l'estomac, ni diarrhée.

La poussée de purpura s'éteint peu à peu et disparaît.

Le 21 mars. — Pendant trois jours, rien de nouveau ne se manifeste, on laisse le malade se lever le 25 et le lendemain matin il avait une nouvelle poussée de purpura aux jambes.

Celle-ci dure une huitaine de jours mais sans s'accompagner de troubles gastro-intestinaux.

Le 6 avril. — Après être descendu au jardin, nouvelle poussée, mais s'accompagnant cette fois de douleurs dans le ventre. Ces douleurs ne siègent plus comme les précédentes dans l'épigastre, mais de chaque côté dans les flancs au niveau du gros intestin. Au premier abord on crut à une complication rénale, mais il n'y eut aucun trouble de la sécrétion urinaire.

En même temps il y eut quelques vomissements et de la constipation.

A partir du 9 avril, tout alla en s'améliorant jusqu'au 15, où les symptômes disparaissent.

La guérison ne s'est pas démentie depuis et on envoie à la fin du mois d'avril le malade en convalescence à Forges.

Observation II (personnelle).

(Œdèmes multiples, purpura. Guérison).

Paul Alexandre, âgé de 9 ans, entre le 13 mai 1892 dans le service de M. le Dr Sevestre, à l'hôpital Trousseau.

Antécédents héréditaires. — Sa mère bien portante a eu quatre enfants et deux fausses couches. Son père est mort de fièvre typhoïde.

Antécédents personnels. — Il a eu une bronchite à l'âge de trois mois et depuis il a longtemps toussé. Ni rougeole, ni scarlatine.

Le 18 avril de cette année, il fit une poussée de congestion pulmonaire qui céda en huit jours. Il était retourné déjà à l'école, quand vers le 8 mai il s'est aperçu que ses pieds enflaient. On lui fit une application de teinture d'iode.

Deux jours après, sa mère s'aperçut que ses bourses étaient enflées et très douloureuses.

Le 12 mai au soir, il s'est plaint d'une douleur frontale, douleur qui augmentait à la pression.

A son entrée, l'enfant est pâle, paraissant de forte constitution. Il a la figure bouffie au niveau du front, œdème qui s'étend de chaque côté sur les paupières et sur lequel la pression laisse l'empreinte du doigt.

Les bourses sont fortement infiltrées, et donnent la sensation d'empâtement liquide.

L'œdème des membres inférieurs a presque disparu, ces régions tuméfiées sont douloureuses et l'exploration arrache des cris à l'enfant.

Il y a quelques rares taches de purpura à demi effacées sur les membres inférieurs, recouvertes par les débris d'épiderme soulevés par la teinture d'iode.

L'appétit est conservé, pas de constipation ni de diarrhée.

Urine peu abondante mais ne contenant ni sucre ni albumine.

Rien à l'auscultation du cœur. Quelques râles sibilants dans la poitrine.

En somme rien n'explique l'apparition de l'œdème, sinon la coïncidence encore problématique du purpura.

Le 15 mai, même état, mais l'œdème du front a disparu, le malade présente un peu de fièvre le soir.

Le lendemain, la fièvre persiste et, ainsi pendant huit jours sans que l'on puisse en trouver la cause. Peut-être est-ce de l'embarras gastrique.

L'œdème des bourses qui a persisté plus longtemps, a disparu le 23 mai. A partir de ce moment le malade semble entrer définitivement en convalescence, mais on le surveille au point de vue du purpura.

Il se lève pour la première fois le 26 mai, mais à peine y avait-il une demi-heure qu'il était debout qu'il se plaint de lourdeur et de démangeaisons dans les jambes et qu'il demande à se coucher. Il avait une belle éruption de purpura sur les pieds et les jambes, éruption presque confluente de taches ayant à peu près un millimètre de diamètre.

On essaye, mais en vain, de provoquer des ecchymoses par des pressions plus ou moins fortes.

Pendant cette nouvelle atteinte de purpura qui commença le 26 mai, était finie le 1er juin, il n'y eut aucune manifestation d'œdème.

Le 3 juin il commença à nouveau à se lever, mais il était définitivement guéri et ne tarda pas à partir en convalescence.

Observation III

Rhumatisme aigu. Manifestations articulaires et cutanées : papules, purpura, herpès, œdème. Torticolis.
Leger. Thèse de Paris, 1867.

P... Ernest, 20 ans. Assez chétif, sujet à des épistaxis qui reviennent tous les quinze jours et sont peu abondantes.

Un de ses frères a eu une attaque de rhumatisme.

Le 30 mars 1865, il s'aperçut de taches rouges sur les membres inférieurs et de douleurs au niveau du mollet.

Le 2 avril. — Apparition aux genoux de plaques saillantes, d'une rougeur intense, qui deviennent douloureuses.

De même sur la figure et sur les bras.

Le 3 avril. — Nouvelles taches à la partie externe d es cuisses, douleur et gonflement de la main droite.

Il entre ce jour même à l'hôpital. Il présente sur les jambes une multitude de taches grandes comme des pièces d'un centime ; sur les cuisses, les ecchymoses sont plus grandes. Il en est de même sur les membres supérieurs, le tronc est intact, quelques taches sur la figure.

Il se plaint de douleurs dans les genoux et dans les mains qui sont rouges et légèrement gonflés. Au genou gauche, il y a un épanchement appréciable, la rotule est sensiblement soulevée ; la main droite est gonflée dans la totalité ; le dos est tuméfié et rosé ; la pression y détermine une empreinte très nette qui disparaît graduellement.

Etat général peu grave; fièvre modérée, pouls à 96. Diminution de l'appétit, rien au cœur, au poumon, ni ailleurs.

Le 4 avril. — Nouvelle éruption sur les cuisses et les bras, larges papules, plus appréciables au toucher qu'à la vue, à circonférence pâle, à partie moyenne rouge, rougeur hémorrhargique qui ne s'efface pas par la pression. On dirait une plaque d'urticaire dont le centre serait occupé par une plaque de purpura.

Le 5 avril. —L'éruption s'affaisse, les papules hémorrhagiques sont remplacées par des taches ecchymotiques circulaires.

Nouvelle éruption semblable à la précédente, plus discrète sur les fesses et la partie postérieure du tronc. Les mêmes jointures sont encore prises, en plus celles du cou de pied gauche et de l'épaule droite. Pouls 96.

Sur le point du côté droit, large plaque œdémateuse ovoïde, de l'étendue de la paume de la main, saillante, douloureuse à la pression.

Le 6.— Toutes les éruptions sont transformées en ecchymoses nummulaires.

L'œdème s'étend à toute la face du côté droit, les paupières très gonflées ne peuvent s'écarter l'une de l'autre. A l'angle de la mâchoire il y a une tuméfactiou œdémateuse circonscrite, sur l'oreille gauche cinq ou six plus petites.

Il se plaint de mal à la gorge, on constate une plaque rouge sur le bord postérieur du voile du palais.

Le 7. — Nouvelle éruption semblable à la partie inférieure du ventre ; les jointures des deux mains sont toutes douloureuses et gonflées. La fièvre persiste, le pouls est à 96, il y a de la constipation.

Tous les soirs exacerbation de la fièvre, le pouls monte à 116 et 120.

Le 8. — Nouvelle éruption à la partie antérieure du tronc, l'isthme du gosier et le pharynx sont rouges et tuméfiés, œdème de la luette.

Le 9. — Le malade se sent mieux. La langue est rouge et gonflée. Nouvelle éruption dans l'intervalle des ecchymoses anciennes.

Les articulations sont gonflées et douloureuses. A la face dorsale des mains, il y a un gonflement œdémateux considérable avec rougeur et douleur à la pression.

Fièvre continue, le pouls est à 104.

Le 11. — La gorge et la bouche sont améliorées. Poussée d'herpès à la figure, sur la lèvre, les ailes du nez et les joues.

Eruption abondante de miliaire rouge sur le tronc, la veille le malade avait eu des sueurs considérables.

Le 12. — Les articulations sont fortement améliorées, l'herpès facial est plus apparent ; sueurs abondantes, nouvelle éruption moins rouge et moins abondante.

Le 15. — L'amélioration est considérable, cependant il se fait dans la journée un œdème notable des paupières, qui empêche le malade d'ouvrir les yeux, œdème indolore et sans éruption.

Le 17. — Amélioration notable, la trace des éruptions précédentes persiste, il ne s'en fait plus de nouvelles.

OEdème considérable de la verge et du prépuce qui disparaît en une nuit.

Un peu de gonflement des mains et légère hydarthrose du genou droit.

Le 24. — Nouvelle poussée fluxionnaire au pouce gauche. C'est la dernière.

Au commencement du mois de mai, il s'en va en convalescence, conservant seulement un peu d'anémie.

Observation IV

Purpura hémorrhagique, œdèmes, crises gastro-intestinales avec hémorrhagies. Guérison.

Lewy, *Wiener Médical Wochenschrift*, 1888.

Fillette de huit ans, bien portante, sans tare héréditaire, se plaint d'abord de douleurs lancinantes dans les bras et les jambes.

Quelques semaines plus tard, prise subitement d'un gonflement péri-articulaire au niveau du coude et du cou de pied gauche, sans douleur notable, avec élévation de température de 38°,5.

Puis se développe sur le front et au niveau du nez, un œdème prononcé, indolore, suivi au bout de quelques jours d'une éruption confluente de taches de purpura qui débute par les membres inférieurs et envahit successivement toute la surface du corps et la muqueuse bucco-pharyngienne.

L'œdème persiste à la figure sans fièvre, sans trace d'albumine, sans tuméfaction du foie ou de la rate mais avec un ralentissement remarquable du pouls.

Vers le sixième jour, douleurs abdominales vives, vomissements sanglants par petites quantités, hémorrhagies intestinales très abondantes ; en même temps tuméfaction notable d'un des deux coudes par suite d'une exsudation hémorrhagique abondante dans la cavité articulaire, puis survinrent des hémorrhagies dans les deux genoux.

Cet état persiste sans changement pendant près de deux mois, puis la guérison se montre.

Observation V

Œdèmes multiples et mobiles, purpura infectieux, hémorrhagies intestinales. Mort.

Paul Binet. *Revue médicale de la Suisse romande*, 1886.

Femme de 45 ans. Bonne santé habituelle, a eu seulement à plusieurs reprises de la diarrhée et des douleurs rhumatismales dans les genoux.

A atteint depuis peu la ménopause.

A la fin de décembre, œdème considérable de la main droite, disparaissant le lendemain ; se portant sur la main et le pied gauche et s'accompagnant de douleurs rhumatoïdes légères.

En même temps éruption de petites taches purpuriques à la région antérieure de jambes et des poignets sans prurit.

Le soir point épigastrique violent, les urines sont troublées par un dépôt abondant d'urate de soude, mais sans albumine.

Deux jours après le début, œdème de la paupière droite du genou gauche, avec arthralgie.

Disparition des autres œdèmes, crise gastrologique plus violente que la veille avec vomissements bilieux et selles diarrhéïques noires fétides.

Les jours suivants les œdèmes et le purpura se déplacent. Les selles sont plus franchement sanglantes, léger écoulement sanguin utéro-vaginal. La faiblesse s'accentue et la mort ne tarde pas à arriver.

Autopsie. — Piqueté hémorrhagique de la muqueuse de l'estomac, lésions analogues de celle de l'intestin.

Pas d'altération microscopique du foie ou des reins.

Observation VI

Purpura hémorrhagique. — Œdème inflammatoire, infiltration hémorrhagique considérable. — Gangrène. — Guérison.
Martin de Gimard. *Ibid*, p. 94.

D... Cyrile, 8 ans, entre à l'hôpital des Enfants-Malades le 10 septembre 1887.

Pas d'antécédents héréditaires ni personnels.

Quatre jours avant son entrée, il se plaint de douleurs de tête, et brusquement dans la nuit, sa figure enfle, le lendemain matin gonflement de l'épaule gauche, puis la face devient violacée du côté droit, l'épaule devient violette dans le courant de la journée.

A l'entrée à l'hôpital on croirait voir un enfant porteur d'un énorme angiome de la face, occupant le côté droit de celle-ci : gonflement violacé à bords saillants de la lèvre supérieure, tuméfaction de la paupière supérieure droite et de la joue s'étendant jusqu'au menton. Occlusion des paupières à droite.

OEdème rosé des muqueuses linguale et buccale.

Lésions presque symétriques des membres supérieurs, léger état fébrile de 38° à 38°,5.

Le 13 septembre. — Diminution du gonflement de la face et du bras, phlyctènes volumineuses sur les deux bras, eschare noire à la partie supérieure du bras, le sphacèle apparaît sur la joue et la lèvre supérieure.

Le reste de l'observation ne nous intéresse pas au point de vue qui nous occupe.

L'élimination et la cicatrisation des escharres fut très longue, le malade ne quitta l'hôpital que dans le courant de 1888, les cicatrices des membres jointes à la perte de certains muscles, rendent les mouvements limités surtout à gauche. Ectropion de la paupière droite.

Observation VII

Purpura accompagné d'œdème dur et de fièvre. Guérison rapide. Barthez et Rilliet, *Maladie des Enfants*. T. III, p. 316.

Gautier François, âgé de 3 ans, est pris le 30 mars au milieu de la bonne santé de douleurs dans les pieds qui enflent aussi bien que les bourses. Il était brûlant la nuit, mais n'a pas constaté de frissons, il n'a jamais voulu s'aliter.

Le troisième jour il a pris un bain d'une heure ; peu après l'anasarque a augmenté et sa mère a remarqué des rougeurs par larges plaques ; auparavant on n'avait constaté aucune éruption de variole, rougeole ou scarlatine. L'appétit n'a point été diminué, l'enfant a vomi le quatrième jour de la maladie pour la première fois avant de manger. La soif n'a pas été vive. Pas de dévoiement, pas de toux, pas d'épistaxis. Depuis le 1er avril le caractère de l'enfant a changé, il est devenu méchant, intraitable.

Très gros et gras, il n'a jamais eu de maladies antérieures et a toujours été bien logé et bien nourri.

Le 3 avril au matin. — Cinquième jour de la maladie, les extrémités supérieures et inférieures sont notablement œdématiées, mais l'œdème est dur, les tissus ont la consistance de la graisse, la peau luisante, douloureuse au toucher, est couverte sur les extrémités inférieures seulement de taches, les unes d'un rouge urineux, les autres jaunâtres, analogues à celles qui succèdent aux ecchymoses. Ces taches de forme arrondie, en général rouges, sont très légèrement saillantes, entourées pour la plupart d'un cercle rosé, pâle, tandis que le centre de la plaque est d'un rouge vineux et ne disparaît pas à la pression. C'est surtout au niveau de ces taches que la peau est très sensible, elle est chaude, le pouls est à 112, régulier, assez plein. La respiration est à 28, parfaitement pure en avant et en arrière.

Sixième jour, peau un peu chaude, pouls à 116. L'œdème des extrémités est le même sauf que celui du bras a diminué.

Il ne s'est pas développé de nouvelles pétéchies ; la plupart des taches rouges vineuses ont déjà passé à l'état de taches jaunes. La soif est assez vive, pas de selles, trois ou quatre vomissements, urines abondantes.

Le septièmejour, il ne s'est pas développé de nouvelles taches, toutes les anciennes sont à l'état de taches jaunes ou violettes. L'œdème a diminué d'une façon sensible, la peau ne paraît plus douloureuse.

Depuis le huitième jour de la maladie, l'amélioration alla en augmentant, l'œdème se dissipa, les taches passèrent à la couleur jaune et disparurent en peu de temps. L'enfant quitta l'hôpital dans un état de santé parfaite.

Observation VIII

Œdème rouge. Purpura infectieux. Commencement de gangrène. Mort.

Cruveilhier. *Gaz. Hôpitaux*, 1841.

François Raimond, âgé de 23 ans, cordonnier, entre il y a un mois salle Saint-Ferdinand, à la Charité, pour y être traité de la fièvre, dit-il. Il y resta trois semaines, il y fut soigné deux fois, eut des ventouses sur la poitrine et il prit un purgatif.

Il sortit le dimanche 17 juillet, ne se sentant pas encore bien portant.

Le lundi, il eut de la céphalalgie, des envies de vomir, de la fatigue dans les membres, il se mit au lit le mardi et entra à l'hôpital le jeudi.

En le voyant on est sur-le-champ porté à croire qu'il a la scarlatine ; la face est rouge framboisée, un peu bouffie ; la même coloration se remarque sur le tronc jusqu'à l'appendice xyphoïde. A partir de cette région ce sont des plaques, des taches plutôt, de même couleur rouge uniforme.

Sur les mains et les membres inférieurs, l'éruption a les mêmes caractères.

La langue est sèche et pâle, les lèvres fendillées, croûteuses.

Le 23 juillet. — Tous les symptômes ont marché et se sont aggravés ; il y a en plus de l'hématurie.

Le 24. — Le malade est dans un état désespéré, il se fait des eschares sur le nez et les joues.

Il meurt dans la soirée.

Observation IX

Œdème dur, rouge. Purpura. Mort dans le marasme.
Cazalis. *Revue médicale*, 1831.

Maury Félix, âgé de 2 jours, entre à l'infirmerie le 26 février 1831. A son entrée, il présente un endurcissement œdémateux des membres et de la partie supérieure du dos, avec rougeur, avec des téguments.

Les jours suivants, l'œdème diminua et disparut en grande partie.

Le 3 mars. — On observe de nouveaux phénomènes morbides. Ictère, diarrhée muqueuse verdâtre. Traitement : eau de riz avec sirop de gomme, lavements d'amidon, lait coupé.

Les jours suivants, malgré le traitement, la diarrhée persiste, l'enfant tombe dans le marasme le plus complet ; la peau devient livide, un épanchement de sang assez considérable se fait à la partie externe de l'articulation du coude gauche.

Le 20 mars. — Apparition sur la peau de l'abdomen et du

crâne, d'une quantité considérable de petites taches semblables à des piqûres de puce et paraissant formées par des petits épanchements sanguins dans le réseau muqueux de la peau.

Le 23 mars. — L'enfant succombe.

Observation X

Œdèmes multiples, erratiques. Purpura. Guérison.
Edward Mackey. *The british medical Journal*, 1886.

Le Dr Whittle était appelé le 25 novembre 1885, auprès d'un enfant de onze ans, qui se plaignait de fièvre et de douleurs passagères et erratiques.

Le symptôme le plus important était un œdème large, doux, élastique, recouvrant toute la région de la rate.

Le lendemain, cet œdème avait disparu à cette région, mais le front était devenu œdémateux. Plus tard la face et une partie des membres présentèrent également des suffusions séreuses, difficiles à expliquer tant que les taches de purpura n'avaient pas paru.

Auparavant l'enfant était de moyenne santé, nerveux, moins robuste que les autres enfants de son âge.

Un des quatre enfants d'un cocher, il habitait une maison et une rue convenable, il allait régulièrement à l'école; aucune cause apparente ne pouvait expliquer son affection, sauf peut-être le froid dont il a souffert deux jours avant l'apparition des premiers symptômes.

Trois jours après, quand je le vis, il avait de la fièvre 100° Fahrenheit, le pouls était à 140° et la respiration à 28.

Puis les taches de purpura apparurent, en même temps les articulations devinrent douloureuses à tel point que deux jours après on aurait pu croire à une attaque de rhumatisme articulaire aigu.

La maladie évolua ensuite comme un purpura rhumatismal

ordinaire avec phénomènes gastro-intestinaux, et le petit malade fut bien guéri à la fin du mois de décembre.

Observation XI

Œdèmes multiples. Poussées successives. Purpura. Altération de la sensibilité. Guérison.
Rendu, *Annales de dermatologie*, 1874-75.

Agathe S..., 24 ans. Bonne santé habituelle, tempérament nerveux depuis 18 ans.

Sujette à des névralgies et à des tiraillements d'estomac. Elle a eu une attaque de rhumatisme articulaire subaigu.

Depuis deux semaines, malaise, fatigue, inappétence.

Trois jours avant son entrée, elle eut une forte émotion en assistant à l'accouchement laborieux d'une de ses parentes.

Le lendemain ses règles viennent plutôt que d'habitude. A la face interne des cuisses, éruption de plaque semblable à de l'urticaire, avec chaleur et prurit.

Le jour suivant, elle essaie de se lever, mais elle constate de l'œdème des jambes avec éruption de purpura qui le soir se généralise aux bras et à la poitrine. En même temps tension et œdème du tissu cellulaire avec gonflement des articulations du cou de pied et du genou, rendant les mouvements impossibles.

En d'autre point, grandes plaques de même nature qui se développent rapidement avec tous leurs caractères. C'est ainsi que sous mes yeux, en examinant la malade, il se fait une fluxion de ce genre à l'articulation des deux pouces.

Hypéresthésie et analgésie au niveau des plaques d'œdème. La température est moins bien perçue.

Quatre jours plus tard, l'œdème a disparu, le purpura s'efface, mais le soir on voit apparaître une nouvelle poussée d'œdème qui se localise au côté droit du corps, des ecchymoses se montrent qui s'accompagnent de picotement, de chaleur, avec gonflement articulaire légèrement douloureux des pieds et des genoux.

Quinze jours après, érythème papuleux des coudes, réapparition des symptômes viscéraux du début. Coliques et vomissement qui persistent pendant cinq jours. Pas de nouvelles taches, les anciennes pâlissent.

Il ne reste bientôt plus que des éructations fréquentes à cette époque sans cause appréciable, il se fait une éruption de purpura sur le dos des phalanges des orteils, de la région externe du pied, avec œdème léger, mais sans fourmillement. Tout cela disparaît en deux ou trois jours.

Il se fait une nouvelle éruption d'ecchymose sur la région lombaire et à la face interne des cuisses.

C'est la dernière.

Six jours après, elle sort guérie de l'hôpital.

Observation XII

Œdème purpura. Altérations de la sensibilité.
Rendu, *Annales de dermatologie*, 1874, 1875.

Pierre B..., âgé de 30 ans, avait eu une première atteinte de rhumatisme avec complication cardiaque six ans avant.

Depuis deux mois, souffre de douleurs qui l'empêchent de travailler. En travaillant il y a cinq jours, il est pris subitement de douleurs intenses dans les jambes avec sensations d'engourdissement.

Transporté chez lui, ses jambes étaient uniformément gonflées. Une heure plus tard, la face interne des jambes se couvre de purpura. Trois jours après en plein repos, il se fait une poussée fluxionnaire aiguë au niveau du bord antérieur de l'aisselle de chaque côté, en des points, exactement symétriques, suivie deux heures après d'éruption de purpura.

Il entre à l'hôpital le 26 mai.

Il présente des signes de rhumatisme de moyenne intensité dans les grosses jointures des membres inférieurs. Quatre ou cinq groupes de taches purpuriques à la face interne des membres inférieurs ; le long des tibias, une tuméfaction diffuse, au niveau de laquelle la peau est très hypéresthésiée et douloureuse.

Pareille lésion au-devant des pectoraux, où à première vue, on remarque un œdème local très apparent, et un petit groupe de taches ecchymotiques. A ce niveau la sensibilité est très exagérée, le poids très sensible, la zone d'hypéresthésie s'étend à quatre ou cinq centimètres autour de la plaque de purpura.

En même temps, le malade se plaint de coliques violentes et il a des vomissements.

Pas de fièvre.

Le 28 mai, les taches ont pâli et pris une teinte jaunâtre.

La tuméfaction diminue, la sensibilité est encore exagérée, mais l'hypéresthésie occupe une zone bien moins étendue.

Le 25 mai, elle a disparu et les manifestations œdémateuses et purpuriques disparaissent à leur tour en quelques jours.

Observation XIII

Œdèmes multiples. Purpura. Guérison.
Ollivier d'Angers. *Arch. de médecine*, 1827. T. XV, p. 203.

Enfant de trois ans fortement constitué, toujours de bonne santé. Se plaint le 20 juillet 1827 de ne pouvoir se tenir sur ses jambes après dîner. Les deux membres sont douloureux jusqu'aux genoux. La face dorsale et le cou de pied gauche sont le siège de tuméfaction prononcée avec ecchymoses violacées multiples et de petite dimension. Dès la nuit le pied et la jambe droite offrent les mêmes phénomènes.

Dans la nuit agitation, insomnie, peau sèche et brûlante. Ventre douloureux.

21 juillet. — Même état, infiltration commençante des deux paupières supérieures, gonflement de la face dorsale de la main gauche avec ecchymoses semblables au pied. Nuit plus agitée, douleurs abdominales plus vives, insomnie.

22 juillet. — Face bouffie sans être rouge, les paupières sont tellement gouflées qu'on peut à peine apercevoir le globe oculaire, à la paupière gauche ecchymose de la moitié externe, la couleur de la peau est d'un rouge violacé qui ne disparaît pas à la pression.

La face dorsale des deux mains et la moitié de la surface de l'avant-bras sont œdémateux et recouverts d'ecchymoses.

Les membres inférieurs ont un aspect analogue, seulement l'œdème a disparu en partie et quelques-unes des taches d'un vert jaunâtre commencent à disparaître.

La pression ne fait effacer aucune de ces taches dont on n'en trouve aucune sur le tronc.

Pouls à 120. — Rien au cœur ni aux poumons. Ventre douloureux à la pression. Constipation. Anorexie. Nuit très agitée, insomnie.

23 juillet. — Même état, sauf que la plupart des ecchymoses deviennent jaunâtres, l'œdème des paupières est moins prononcé et celui des membres presque disparu.

Dès la soirée l'agitation redouble comme la veille, insomnies.

24 juillet. — Les accidents sont à peu près les mêmes, mais tendent à diminuer.

25. — Douleurs du ventre, ecchymoses de moins en moins apparentes, la résolution s'opérant inégalement, donne à la surface des membres des taches violettes, verdâtres ou jaunâtres.

OEdème sous-cutané très diminué. Nuit agitée.

26. — Disparition presque complète des ecchymoses, nuit agitée, douleur abdominale, insomnie, pouls à 120.

27. — Mieux prononcé au matin, cependant 3 ou 4 ecchymoses se sont développées sur l'avant-bras gauche avec un peu d'œdème.

Dans l'après-midi, l'enfant se plaint de nouveau de ses pieds qui sont chauds, gonflés, œdémateux et douloureux au toucher, de larges ecchymoses s'y sont produites.

Anorexie, nuit calme, sommeil non interrompu.

28. — Même état, seulement les pieds sont plus douloureux et à la face postérieure des cuisses apparaissent de petites ecchymoses.

Deux bains entiers, tièdes, d'une demi heure, à la suite desquels tuméfaction et ecchymoses des pieds et des jambes disparaissent.

29. — Au matin disparition presque complète de toutes les ecchymoses cutanées. Chaleur modérée et sécheresse de la peau. Pouls à 132. Ventre souple et sans douleurs, la journée se passe bien.

30. — Même état calme.

31. — Se plaint du ventre et de démangeaisons aux jambes qui sont recouvertes, ainsi que les cuisses et les fesses de larges taches proéminentes, blanches et rouges (urticaria subcutanea de Willan).

Chaque tache est plus chaude que les autres points de la peau, celles qui sont blanches sont entourées d'une auréole d'un rouge pâle.

1er août. — Disparition du gonflement et des plaques d'urticaire, mais une véritable ecchymose se montre là où existait une plaque d'urticaire, mais les démangeaisons sont entièrement passées.

Dans l'après-midi, les jambes se gonflent et sont douloureuses et pendant la nuit, l'enfant est réveillé par des coliques suivies d'évacuations muqueuses et sanguinolentes.

2 août. — Au matin gonflement et ecchymoses disparus.

3. — Traces d'ecchymoses en voie de disparition et qui se dissipent le lendemain.

6. — Agitation, fièvre, malaises, disparition dans la soirée de nouvelles ecchymoses sur les membres inférieurs, les mains et les avant-bras. Coliques, ténesme et agitation la nuit.

10. — Les taches sont effacées.

Jusqu'au 21, l'état ne change pas; à partir de ce jour les douleurs du ventre commencent à diminuer, et vers la fin du mois elles étaient complètement disparues, l'œdème et les manifestations cutanées apparaissent néanmoins de temps en temps.

Tout annonçait une convalescence complète quand les accidents se renouvelèrent avec leur première intensité, mais ils cédèrent vite au traitement. Depuis les derniers jours d'août la guérison ne s'est pas démentie.

Observation XIV

Purpura, anasarque. Œdème pulmonaire. Guérison.
Martin de Gimard. Th. Paris, 1888, p. 84.

S... Hélène, âgée de 6 ans, entre aux Enfants-Malades le 4 janvier 1888. Pas d'antécédents héréditaires, sauf du rhumatisme chez sa grand'mère.

Elle a eu la fièvre typhoïde en 1886.

S'est beaucoup fatiguée en venant de Breteuil à Paris à pied, avec sa mère, faisant ainsi 30 lieues en trois semaines.

Le 1er janvier. — La jambe gauche commence à enfler.

Le 2. — Plus rien à gauche, mais la jambe droite augmente de volume, l'œdème est surtout marqué au niveau du mollet.

Le 3. — Gonflement de la face et apparition de la sueur.

A son entrée à l'hôpital le 4 janvier, voici dans quel état elle est : décoloration très nette de la peau et des muqueuses ; les membres inférieurs sont œdématiés à droite sous le segment inférieur, à gauche seulement la jambe, quelques taches violacées disséminées.

A la face, gonflement des paupières gauches et sur la joue tache ecchymotique de la grandeur d'une pièce de deux francs.

OEdème pulmonaire intense, caractérisé par des râles sous-crépitants dans toute l'étendue des deux poumons, plus abondants à droite qu'à gauche.

Pas d'albumine dans l'urine.

C'est un œdème dur, qui ne garde pas l'empreinte du doigt et qui est indolore.

Les taches de purpura de la face et des membres inférieurs sont en voie de décroissanne, mal délimitées, et plus ou moins arrondies.

La température est à 37°, le pouls extrêmement fréquent, 140. Soif continuelle, insomnie, toux fréquente.

Le 5 janvier. — Même état, fièvre. T. matin 40°,1 ; soir 39.

Le 9. — L'œdème de la face a diminué, celui de la jambe reste stationnaire.

Le 9. — L'œdème pulmonaire a disparu.

Le 10. — L'œdème de la face s'en va peu à peu. La jambe droite est moins œdématiée.

Le 12. — L'œdème a presque partout disparu. A partir de ce moment elle va beaucoup mieux.

Imprimerie de l'Ouest, A. Nezan, Mayenne.

www.ingramcontent.com/pod-product-compliance
Ingram Content Group UK Ltd.
Pitfield, Milton Keynes, MK11 3LW, UK
UKHW012301240726
13966UKWH00004B/1537

9 782011 925848